AF363785

CONSIDÉRATIONS GÉNÉRALES

SUR LES

CARDIOPATHIES

ARTÉRIELLES

INTRODUCTION AUX LEÇONS

SUR LES

MALADIES DU CŒUR ET DES VAISSEAUX

ARTÉRIO-SCLÉROSE, AORTITES, CARDIOPATHIES ARTÉRIELLES
ANGINES DE POITRINE, ETC.

PAR

Henri HUCHARD

MÉDECIN DE L'HÔPITAL BICHAT

PARIS

OCTAVE DOIN, ÉDITEUR

8, PLACE DE L'ODÉON, 8

1889

TRAITÉ DES NÉVROSES

DEUXIÈME EDITION

Par AXENFELD et H. HUCHARD

Un volume grand in-8º de 1195 pages, Paris, 1883 (Alcan. éditeur).

Prix : 20 francs.

CONSIDÉRATIONS GÉNÉRALES

SUR LES

CARDIOPATHIES ARTÉRIELLES

En 1870 — il y aura bientôt vingt ans, — j'appelai pour la première fois, avec mon maître M. Desnos dont j'étais alors interne, l'attention sur la MYOCARDITE dans la variole[1]. Ce travail qui devint aussitôt le point de départ de recherches semblables pour la fièvre typhoïde, la diphtérie, l'érysipèle, les fièvres pernicieuses et la puerpéralité, inaugura l'histoire des manifestations myocardiques dans les maladies infectieuses.

A la même époque, M. Hayem, après avoir établi les rapports existant entre la mort subite et les altérations vasculaires du cœur dans la fièvre typhoïde, écrivait son étude sur les *myosites symptomatiques*, et nous faisait l'honneur de reproduire notre description clinique de la myocardite. Comme lui — et tout en attribuant au processus inflammatoire une importance prépondérante, — nous avions admis l'existence « d'endartérites qui, par l'épaississe-« ment de la membrane interne des petites artères et « aussi par l'accumulation des globules sanguins et de bou-« chons fibrineux, peuvent, ou rétrécir considérablement la

---

[1] *Des complications cardiaques dans la variole, et notamment de la myocardite varioleuse* (Paris, 1870).

« lumière des vaisseaux ou l'oblitérer tout à fait. Ces
« thromboses multiples — ajoutions-nous — donnent lieu à
« des infarctus hémorrhagiques, et dans tous les cas,
« l'ischémie musculaire qui résulte du rétrécissement artériel,
« doit singulièrement hâter la dégénérescence graisseuse.
« Celle-ci reconnaîtrait donc deux causes dans la myocar-
« dite : l'inflammation et le défaut d'irrigation sanguine par
« l'oblitération des petites artères ».

Ces lignes, on les dirait écrites d'hier. Elles ont nettement
posé et résolu cette question de *l'ischémie et des dégénéres-*
cences du myocarde consécutives à l'endartérite coronaire des
fièvres, question dont la confirmation se retrouve encore dans
mon travail sur les « causes de la mort dans la variole [1] ».

Ces recherches fécondes, interrompues de 1872 à 1877
pendant la période silencieuse et stérile des concours, furent
de nouveau reprises, et voici ce qu'à cette dernière date [2],
je disais encore :

« Dans un muscle, dans le myocarde enflammé, il faut
« considérer deux choses : d'une part, l'inflammation du
« muscle avec tous ses caractères de gonflement, de pro-
« lifération, de multiplication des éléments ; d'autre part,
« l'inflammation des artérioles du muscle, et consécutive-
« ment le rétrécissement de leur calibre, l'oblitération de
« leur lumière favorisant d'une façon plus rapide encore
« l'anémie de l'organe, sa dénutrition et la dégénération de
« ses fibres, ainsi que des produits inflammatoires. »

De la sorte, se trouvait confirmée à nouveau cette question
de la coronarite aiguë dans les fièvres (variole, fièvre typhoïde, etc.).

Si je fais ces citations et si je précise les dates, c'est
moins pour défendre un patrimoine scientifique incontesté,
que pour indiquer l'idée dominante et inspiratrice de travaux

---

[1] *Etude sur les causes de la mort dans la variole* (Archives de médecine, avril,
mai, juin 1871, et thèse inaugurale, Paris, 1872).

[2] *Etude critique sur la pathogénie de la mort subite dans la fièvre typhoïde*
Déductions thérapeutiques (Union médicale, 1877).

poursuivis sans relâche et vers le même but depuis près de vingt années.

Bientôt, apparaît une seconde phase de ces études : Ce que j'avais admis pour les affections aiguës du myocarde, je devais le chercher pour ses affections chroniques. et c'est ainsi que j'arrivai à la conception des CARDIOPATHIES ARTÉRIELLES, de ces « maladies qui ont le cœur pour siège et les artères pour origine », et dont un de mes élèves ébauchait, en 1886, l'histoire clinique [1].

Trois ans auparavant. en 1883, une autopsie d'angine de poitrine qui m'avait permis de constater l'existence de l'oblitération d'une des artères coronaires me fit abandonner la théorie nerveuse de ce syndrome, que j'avais défendue à deux reprises différentes en 1879 et en 1882 [2] dans le *Traité des névroses*, et accepter l'ancienne théorie de Parry, de Jenner et de Hunter, laquelle plaçait le siège et la cause de la sténocardie dans la lésion des artères cardiaques. Depuis, les preuves anatomiques se sont encore accumulées, et aujourd'hui la théorie artérielle de l'angor pectoris est définitivement fondée.

En médecine, les études purement spéculatives sont insuffisantes. La théorie artérielle de l'angor pectoris avait trouvé sa preuve anatomique ; il lui fallait la sanction thérapeutique. Or, le raisonnement m'avait dicté cette conclusion : *à maladie artérielle on doit opposer une médication artérielle*, d'où cette notion de la CURABILITÉ de l'ANGINE DE POITRINE VRAIE que je poursuivais depuis 1879, que j'avais admise en 1883 [3] et que j'ai démontrée en 1885 et en 1887 par des observations plus concluantes et plus nombreuses .

[1] *Quelques considérations sur les cardiopathies artérielles*, par Régis Sabatier (Thèse inaugurale. Paris, 1886).

[2] *Angine de poitrine cardiaque et pulmonaire, paralysie consécutive du nerf pneumo-gastrique. Remarques sur les synergies morbides du nerf pneumo-gastrique* (Societe médico-pratique. Paris, 1879). — *Traité des névroses*, 2° édit., par Axenfeld et Huchard (1 vol. in-8° de 1195 p., Paris, 1883).

[3] *Des angines de poitrine* (Revue de médecine, 1883).

[4] *Nature et traitement curatif de l'angine de poitrine vraie* (Congrès de Gre-

Encore fallait-il se prémunir contre les illusions thérapeutiques, en évitant d'enregistrer des succès dont on aurait pu,
à bon droit, contester la valeur ou la réalité. Il fallait établir
une distinction précise dans le groupe vague et confus des angines de poitrine, en indiquant les signes diagnostiques entre
l'angine de poitrine *vraie* d'origine artérielle, qui se termine
presque constamment par la mort, et les *fausses* angines,
le plus souvent d'origine nerveuse, et qui guérissent toujours
« malgré la médecine et les médecins ». Car, lorsque le système nerveux — ce fou du logis — et lorsque l'hystérie,
« cette grande simulatrice des affections organiques », —
viennent mêler leurs notes discordantes dans le concert symptomatique d'une maladie, il en résulte une fausse apparence
de gravité, et les pseudo-angines névrosiques sont de celles
dont on peut dire : beaucoup de bruit pour rien (*much ado
about nothing* [1]).

L'histoire du syndrome angineux s'était donc complétée à
un triple point de vue : l'anatomie pathologique en avait
démontré la lésion ; la thérapeutique avait été dirigée dans le
sens de son siège artériel ; la clinique, en séparant définitivement l'angine vraie des angines fausses, avait créé
deux groupes nosologiques absolument distincts.

La conception des cardiopathies artérielles, dont la sténocardie est l'un des types les plus importants, s'est aussi
affirmée par l'anatomie pathologique, par la thérapeutique,
par la clinique, par l'étiologie et la pathogénie.

Les recherches *anatomiques* [2] faites avec l'assistance de
mon interne, M. Weber, dont la thèse inaugurale sur « l'étude

noble pour l'avancement des sciences, 19 août 1885). — *Nature artérielle et
traitement de l'angine de poitrine vraie* (Société médicale des hôpitaux, 25 mars
et 22 avril 1887).

[1] *Des angines de poitrine* (Revue de médecine, 1883). — *Leçons de clinique et de
thérapeutique de l'hôpital Bichat* (Journal de médecine et de chirurgie pratiques,
1884, 1886 et 1887).

[2] *Contribution à l'étude anatomo-pathologique de la sclérose du myocarde consécutive à la sclérose des coronaires*, par Huchard et Weber (Soc. méd. des hôpi-

anatomo-pathologique de l'artério-sclérose du cœur » fait époque dans l'histoire des cardiopathies, nous ont permis d'établir plusieurs variétés de scléroses cardiaques dont la plus importante, la sclérose *dystrophique* d'Hippolyte Martin, est consécutive à l'endartérite coronaire. Cette dernière, en ce qui concerne la pathogénie et l'anatomie pathologique, reste bien distincte de la myocardite scléreuse décrite par MM. Debove et Letulle, Juhel-Renoy et Rigal.

Au point de vue *thérapeutique*, un fait capital ressort de ces études poursuivies toujours dans la même voie et suivant la même méthode : La nature artérielle de ces cardiopathies étant reconnue, la médication devait consister, moins dans l'emploi des toniques du cœur dont on abusait, que dans la prescription des médicaments artériels : elle devait viser les artères pour atteindre plus sûrement le cœur dont la nutrition était devenue insuffisante par la lésion de ses vaisseaux nourriciers. C'est ainsi que la curabilité des angines vraies a eu pour corollaire la CURABILITÉ DES CARDIOPATHIES ARTÉRIELLES [1].

La *clinique*, en établissant le diagnostic précoce et la symptomatologie de l'artério-sclérose dès ses premières périodes, venait au secours de la thérapeutique. Car, si les cardiopathies artérielles et si l'angine vraie sont curables, elles ne le sont qu'à une seule condition : c'est que les lésions artérielles ne soient pas trop avancées, et qu'à la période *vasculaire* de l'artério-sclérose n'ait pas déjà succédé la période *viscérale* avec ses lésions indélébiles et irrémédiables. La médication iodurée peut bien modifier les parois artérielles et arrêter le processus scléreux dans son évolution progressive, elle peut guérir des anévrismes ; mais elle est incapable de dissoudre des plaques ossiformes d'athérome, ou encore de régénérer des fibres musculaires à jamais dis-

taux, 24 juin 1887). — *Coronarite primitive avec atrophies partielles du cœur* (*Contribution à l'étude de l'artério-sclérose du cœur*). (Société médicale des hôpitaux, 10 février 1888.)

[1] *Les cardiopathies artérielles et leur curabilité* (Congrès de Nancy pour l'avancement des sciences, 18 août 1886).

parues. Dès lors, la thérapeutique devenait absolument dépendante de nos connaissances cliniques, et le succès de la médication était subordonné à l'étude des causes, du mode pathogénique et des symptômes de l'artério-sclérose.

L'ARTÉRIO-SCLÉROSE dont j'ai poursuivi l'étude depuis plusieurs années, présente des *causes* nombreuses ; mais celles-ci ne peuvent nous donner la clef des indications thérapeutiques. Exemple : L'artério-sclérose est souvent due à la goutte ; or, une médication antigoutteuse composée de colchique, de sulfate de quinine ou de salicylate de soude, est absolument incapable d'enrayer l'envahissement progressif des artères. Donc, la médication doit viser directement ces dernières et s'adresser au mode *pathogénique* suivant lequel se produisent les dégénérescences vasculaires.

En étudiant la TENSION ARTÉRIELLE dans les maladies [1], j'ai vu que l'artério-sclérose en général et celle du cœur en particulier présentent une période initiale plus ou moins longue pendant laquelle la tension vasculaire est augmentée. Cette hypertension — la cause et non l'effet de la sclérose artérielle — est le plus souvent produite par l'état de spasme permanent ou intermittent des vaisseaux [2]. Les anciens insistaient autrefois sur la pléthore, Parry parlait de « la violence de l'impétus du sang », et ils n'avaient pas absolument tort. Mais, ils donnaient là une formule vague et confuse, capable d'entretenir l'idée d'une thérapeutique toujours spoliative. Le Broussaissisme en est né, il en a vécu, et il a fini par en mourir.

La notion pathogénique de la vaso-constriction et de

[1] *La tension artérielle dans les maladies et ses indications thérapeutiques* (Semaine medicale, 9 mai et 27 juin 1885). — *Angine de poitrine et autopsie. Conséquences pratiques de l'hypertension artérielle* (Soc. méd. des hôp., juillet 1888).

[2] *L'artério-sclérose subaiguë et ses rapports avec les spasmes vasculaires* (Congrès de Toulouse pour l'avancement des sciences. et Revue generale de clinique et de therapeutique, n° 41, 24 nov. 1887).

l'hypertension artérielle substituée à celle de la pléthore et de
l'augmentation de la masse sanguine, posait et résolvait l'indication capitale de la médication vaso-dilatatrice et dépres-
sive au début de l'artério-sclérose[1]. Cette première période, *sine
materia*, est importante à reconnaître, parce qu'à ce moment
l'affection est curable[2]. Alors, tout médicament est superflu,
et le régime ainsi que l'hygiène doivent faire les frais de la
médication. Je suis convaincu, pour ma part, que les excès
et surtout les erreurs d'alimentation, en jetant dans l'orga-
nisme un grand nombre de substances toxiques, telles que
les ptomaïnes non éliminées par le filtre rénal devenu de
bonne heure insuffisant ou imperméable, sont une cause
fréquente d'artério-sclérose ; en un mot, certaines toxines
alimentaires possèdent des propriétés convulsivantes agissant,
les unes sur les muscles des membres comme dans le cas
de contracture des extrémités d'origine gastrique, les
autres sur la musculature vasculaire. Il en résulte, dans tout
le système artériel, un état de spasme plus ou moins
permanent, lequel produit rapidement de l'hypertension et
consécutivement l'artério-sclérose. La conclusion thérapeutique est celle-ci : Il faut prescrire un régime d'où sont exclus
les aliments plus ou moins riches en ptomaïnes ou en
matières extractives[3]. Ceux qui viendront après moi confir-
meront ces idées et auront ainsi, avec les déductions thérapeutiques que soulève cette grande question, l'explication de
la grande fréquence des affections cardio-artérielles.

Au stade prémonitoire et fonctionnel de l'artério-sclérose (stade *préartériel*), va succéder la période des lésions
(stade *artériel*). La maladie est constituée, elle est encore

[1] *Utilité des médicaments dépresseurs de la tension artérielle dans les
cardiopathies artérielles* (Revue générale de clinique et de thérapeutique
25 août 1887).

[2] *Les cardiopathies valvulaires et les cardiopathies artérielles (parallèle clinique et thérapeutique).* (Revue générale de clinique et de thérapeutique, 4 et
11 août 1887.) — *Contribution à l'étude clinique de l'artério-sclérose du cœur*
(Soc. méd. des hôp., 25 novembre 1887).

[3] *La dyspnée toxique dans les cardiopathies artérielles, et leur traitement* (Soc.
de thérapeutique, 12 juin 1889).

curable et il faut la combattre, non seulement par le régime et l'hygiène, mais aussi et surtout par les iodures qui agissent sur la contractilité et la tension artérielles qu'ils diminuent, et sur les parois vasculaires elles-mêmes qu'ils modifient. Il faut que la médication soit poursuivie de bonne heure et sans relâche, si l'on veut éviter ou retarder la troisième période, *artério-viscérale*, le plus souvent incurable, puisqu'elle est caractérisée par la sclérose et la disparition des éléments nobles des organes.

Un exemple va démontrer l'importance pratique de cette division de l'artério-sclérose en périodes *artérielle* et *viscérale*, c'est-à-dire en périodes *curable* et *incurable*. Voici un syphilitique : Vous avez reconnu chez lui, de bonne heure, l'existence d'une artérite cérébrale, et jusque-là votre thérapeutique a pu être toute-puissante si vous avez su agir avec énergie et rapidité. Mais cette endartérite s'accompagne, par la suite, d'une sténose du vaisseau, bientôt suivie d'une oblitération, qui va déterminer au loin un ramollissement cérébral. Contre cette nouvelle lésion *d'origine* et non de nature syphilitique, contre cette mort partielle de la substance encéphalique, vous ne pouvez plus rien, ou vous pouvez peu de chose.

Pour l'artério-sclérose des organes et du cœur en particulier, — qu'elle soit due à la syphilis ou à toute autre cause, — les mêmes considérations sont applicables. Tant que l'artérite cardiaque n'a pas envahi le myocarde d'une façon définitive, la thérapeutique n'est pas désarmée. Mais, du jour où l'oblitération et la sténose artérielles ont amené la régression du muscle cardiaque par insuffisance de l'irrigation sanguine et de la nutrition, nos moyens d'action deviennent de plus en plus limités. C'est alors qu'on abuse des « toniques du cœur » et de la digitale en particulier, sans songer qu'un myocarde ainsi altéré est incapable de répondre à leur excitation. A cette période, une médication d'un autre genre s'impose : Il s'agit d'alléger, de favoriser le travail du cœur en cherchant partout et toujours à supprimer les *barrages vasculaires*, en ouvrant largement les voies circulatoires du cœur périphérique, en facilitant au profit du cœur central la dilatation des vaisseaux. Là, dans cette troisième période, est le succès, ou plutôt l'espoir de la thérapeutique.

Tels sont les principes de l'ARTÉRIOTHÉRAPIE appliquée au traitement des affections du cœur; telle doit être cette thérapeutique *pathogénique* dont j'ai rappelé les bons effets dans mes « leçons sur les indications thérapeutiques », et dont Bouchard avait démontré la valeur et l'efficacité. C'est encore cette même thérapeutique qui m'a indiqué les principes de la médication anti-angineuse : celle-ci ne doit pas exclusivement viser la douleur, comme on l'avait cru; elle doit s'attacher à combattre toujours la lésion artérielle, et surtout l'ischémie cardiaque dans son mode de production et dans ses effets.

C'est ainsi que la *médication artérielle* de l'artério-sclérose du cœur et de l'angine de poitrine vraie a été constituée.

J'ai dit que les cardiopathies chroniques doivent être divisées désormais en deux grands groupes : l'un, celui des cardiopathies VALVULAIRES qui commencent à la valvule pour finir au muscle cardiaque et aux vaisseaux, et qui sont caractérisées dès leur début par la tendance à l'*hypotension* artérielle; l'autre, celui des cardiopathies ARTÉRIELLES OU VASCULAIRES qui commencent aux vaisseaux et au myocarde pour finir à la valvule, et qui se traduisent au contraire par tous les signes de l'*hypertension* artérielle; les premières indirectement héréditaires par l'intermédiaire du rhumatisme, les secondes directement héréditaires et relevant du processus scléreux général par des causes diverses et nombreuses dont l'action sur le système artériel est incontestable : vieillesse, tabagisme, saturnisme, alcoolisme, syphilis, ménopause, causes morales, régime alimentaire, etc. On comprend dès lors leur grande fréquence, à ce point que la proportion de celles-ci comparées au nombre de celles-là est dans le rapport de 7 à 3. Différentes des cardiopathies valvulaires par leur étiologie, par leur pathogénie, par leur processus anatomique, par leurs indications thérapeutiques, les cardiopathies artérielles ont une physionomie clinique tout à fait spéciale :

Elles sont latentes dans leur évolution, insidieuses dans leur début, paroxystiques dans leur marche, accidentées et saccadées dans leurs allures, compliquées et variables dans leurs manifestations viscérales. soudaines et brutales dans leurs explosions asystoliques :

Elles présentent des physionomies diverses, d'où les formes *douloureuse*, *pulmonaire* ou *dyspnéique*, *arythmique*, *tachycardique*, *bradycardique*, *asystolique*, ou mieux *cardiectasique*. Cette dernière est la plus fréquente de toutes, à ce point que l'on peut ériger cette loi : Tout cœur atteint d'artério-sclérose est un cœur en imminence continuelle de dilatation aiguë ou chronique.

Ces différentes formes cliniques résultent de la prédominance de quelques symptômes; il en est d'autres qui résultent de l'association fréquente de l'artério-sclérose d'autres organes à celle du cœur. C'est ainsi qu'on observe les formes : *cardio-rénale*, — la plus commune de toutes — *cardio-hépatique*, *cardio-pulmonaire*, *cardio-cérébrale* et *cardio-médullaire*.

A ceux qui me reprocheraient de voir l'artério-sclérose partout et toujours, je réponds :

L'artério-sclérose est l'œuvre de tous les jours et de tous les instants, à ce point qu'on en a trouvé les traces déjà moins d'un mois après la naissance, et que l'on pourrait décrire une *artério-sclérose physiologique*. Elle est bien la « rouille de la vie », et c'est ainsi que la vie est par elle-même la cause de la mort. Quand l'artério-sclérose survient ainsi normalement, elle échappe d'abord à l'observation, elle appartient à peine au domaine de la thérapeutique. Mais, quand elle arrive avant l'âge, et d'une façon hâtive, le médecin doit en scruter les causes, en étudier la symptomatologie, en poursuivre la guérison; il doit la reconnaître

dans les maladies aiguës dont elle peut modifier la physionomie et aggraver le pronostic; il doit se rappeler qu'elle
domine la pathologie tout entière, et ce n'est pas l'une des
études les moins intéressantes que celle de l'INFLUENCE CAR
DIAQUE DANS LES MALADIES. Lorsqu'une pneumonie ou une simple
bronchite atteint un vieillard ou un homme vieux par ses
artères, et que ces affections se terminent par les symptômes
de défaillance du myocarde, je dis que *la maladie est au
poumon et le danger au cœur*, et j'affirme que la thérapeutique doit viser surtout ce dernier organe. Aussi, depuis 1882,
à la suite de recherches réitérées sur la CAFÉINE, j'ai trouvé
souvent, dans ce médicament, un agent précieux pour relever la force contractile du cœur, assurer la diurèse, et tonifier les malades [1].

Lorsque l'artério-sclérose généralisée n'est pas le résultat
de l'alcoolisme ou de la syphilis dont l'action sur le système
artériel se localise surtout sur l'artère pulmonaire, sur
l'aorte, et les vaisseaux encéphaliques, interrogez les antécédents héréditaires, et vous y verrez souvent la diathèse
goutteuse qui est aux artères ce que le rhumatisme est au
cœur; vous verrez, à travers plusieurs générations, des
maladies diverses du système artériel, des anévrismes de
l'aorte, des angines de poitrine, des cardiopathies artérielles,
des hémorrhagies cérébrales, des hémiplégies, des affections
du cerveau et de la moelle, des paraplégies, des néphrites
interstitielles, etc.

Il faut admettre cette influence héréditaire pour comprendre la production de morts subites jusqu'alors inexpliquées. Dans une famille, le grand-père, le père, le frère
et le fils meurent subitement; puis, les enfants ne présentent plus, à l'époque de la puberté ou de la ménopause, que
des troubles *fonctionnels* du cœur. Pourquoi cela? C'est

---

[1] *De la caféine dans les affections du cœur* (Bulletin de thérapeutique, 1882).
— *La congestion pulmonaire grave du début de la rougeole. et utilité des injections caféiques* (Revue mensuelle des maladies de l'enfance, 1888).— *De l'influence
cardiaque dans les maladies; utilité des injections sous-cutanées de caféine*
(Société de thérapeutique, juin 1888). — *La caféine dans les états adynamiques*
(Société de thérapeutique, juin 1889).

parce que l'artério-sclérose est héréditaire ; c'est elle la coupable des morts subites qui ont frappé trois générations successives ; c'est elle qui atteint le cœur d'une façon organique chez l'un, et fonctionnelle chez l'autre, tant il est vrai qu'à côté de l'hérédité dans les lésions il faut placer l'hérédité dans les organes.

Je vois l'artério-sclérose dans ces asystolies rapides et inopinées qui surviennent souvent à l'occasion de la cause la plus légère ; chez ces dyspnéiques dont l'oppression est due à un état d'insuffisance ou d'imperméabilité rénales, et qui est si merveilleusement combattue par le régime lacté exclusif.

Je la vois encore et toujours dans ces arythmies que l'on attribue trop souvent à des affections mitrales sans souffle et qui sont dues à une insuffisance partielle du muscle cardiaque : véritables boiteries du cœur, elles constituent presque une infirmité contre laquelle la digitale et les médicaments cardiosthéniques sont parfois impuissants, comme serait impuissante l'électricité sur un muscle ou sur une partie d'un muscle définitivement dégénéré.

Je la reconnais chez ces faux emphysémateux qui sont avant tout des artério-scléreux, chez lesquels on peut, à l'aide de la description symptomatique que j'en ai donnée, diagnostiquer une cardiopathie artérielle de forme cardio-pulmonaire, et qui succombent un jour subitement ou rapidement aux progrès de la coronarite.

Je la reconnais encore dans ces fausses myélites des diabétiques, des goutteux et des tabétiques, se manifestant le plus souvent par les phénomènes de paralysie *variable* et « d'effondrement des jambes », dont Charcot a donné le signalement clinique dans le goître exophtalmique ; elles trahissent des troubles de nutrition consécutifs à des endartérites médullaires. De sorte que le **temps n'est** pas éloigné où le mot « myélite » n'aura pas plus de raison d'être que ceux de myocardite ou d'encéphalite.

Je la reconnais toujours à travers cette succession d'accidents multiples, distincts par le siège des organes atteints, semblables par le processus anatomique ; et, lorsqu'une famille à travers plusieurs générations a présenté des accidents cérébraux, cardiaques ou rénaux, ou encore lorsqu'un individu, dans le cours de son existence, après avoir été frappé d'hémorrhagie cérébrale, contracte une néphrite interstitielle et meurt angineux, je vois dans toute cette histoire pathologique si accidentée les localisations diverses et multiples d'un même processus anatomique, de l'artério-sclérose. Lorsque j'affirme *l'unité de la maladie* chez cet individu atteint hier d'hémorrhagie cérébrale, aujourd'hui malade de néphrite interstitielle, et pouvant succomber demain à des accidents cardiaques ou à une angine de poitrine, j'ai proclamé aussi *l'unité de la thérapeutique*. J'ai dit que ce cérébral, devenu rénal et mort cardiaque ou angineux, n'a fait qu'une seule et même maladie, l'artério-sclérose, et qu'il doit être traité par une seule et même médication.

Enfin, lorsque j'ai mis en parallèle les cardiopathies *valvulaires* et *artérielles*, les premières avec leur tendance à l'hypotension artérielle, les secondes caractérisées au contraire dès leur début par l'hypertension, j'ai reconnu tout un groupe de *maladies par modifications de la pression artérielle*. C'est montrer par là le but de la thérapeutique cardio-vasculaire et son indication principale. Il ne s'agit pas seulement d'énumérer et de connaître les propriétés des médicaments, il faut encore savoir les appliquer ; il ne suffit pas de passer en revue tous les toniques du cœur dont le nombre s'accroît chaque jour, mais il faut savoir comment on peut tonifier le cœur par l'hygiène, ou encore avec un seul et même médicament. C'est pourquoi j'ai terminé ces leçons par l'étude de la MÉDICATION CARDIOSTHÉNIQUE et par la réponse à cette question : Quand et comment doit-on prescrire la digitale[1] ?

J'ai voulu dire comment on doit traiter une affection du cœur.

---

[1] *Quand et comment doit-on prescrire la digitale ?* (Revue générale de clinique et de thérapeutique, 1887 et 1888.) — *Quand et comment doit-on prescrire la caféine ?* (Loc. cit., 1887.)

J'ai voulu démontrer, pour ma part, l'exactitude de la proposition suivante : L'endocardite n'est pas — comme le disait Bouillaud — « le point culminant du cœur » ; le siège de la lésion valvulaire n'a qu'une importance secondaire, et le pronostic comme la thérapie des affections cardiaques sont sous la dépendance absolue de l'état du myocarde, à ce point que la cardio-pathologie n'est autre que la pathologie du muscle cardiaque.

J'ai voulu prouver enfin, que la connaissance clinique des cardiopathies artérielles avec leur retentissement rapide et habituel sur le myocarde, doit servir d'introduction et de préparation à l'étude des cardiopathies valvulaires.

Je viens d'exposer l'œuvre de vingt années. Pour l'accomplir, j'ai été soutenu par l'attention et la confiance de tous mes élèves qui m'ont fait l'honneur d'écouter mes leçons et d'assister à mes recherches, par ceux d'entre eux qui ont poursuivi avec moi et sous ma direction les mêmes études de cardio-pathologie, par tous ceux, en un mot, qui ont contribué à faire connaître et à propager mes idées après les avoir acceptées. Aussi, est-ce avec un bonheur mélangé d'un certain sentiment de fierté que je dédie ce livre à mes chers élèves, mes collaborateurs parfois, mes amis toujours :

Au Dr CESBRON (de Marines), auteur d'une thèse sur la *Congestion et l'anémie cérébrale dans les maladies du cœur et de l'aorte* (Paris, 1878); — au Dr RÉGIS SABATIER (*Quelques considérations sur les cardiopathies artérielles*, 1886); — au D^r LE CLERC (*L'angine de poitrine hystérique*, 1887); — au Dr THIERRY (*La saignée dans les maladies du cœur et de l'aorte*, 1887); — à mes chers internes, au Dr WEBER, mon zélé collaborateur dont la thèse sur *l'étude anatomo-pathologique du cœur (sclérose du myocarde*, 1887) a été si justement remarquée; — au Dr ROLAND, professeur à l'École de médecine de Besançon (*Traitement de l'urémie*, 1887); — au Dr HENRI GILLET (*De l'embryocardie ou rythme fœtal des bruits du cœur*, 1888);

— au Dr Denis Courtade (*Contribution à l'étude thérapeutique de la digitale dans les affections organiques du cœur*, 1888); — au Dr Pevnel qui a publié en collaboration avec moi notre première observation d'angine de poitrine due à la sténose des coronaires; —aux Drs P. Bivet (de Genève), Tissier et Marciguey (de Paris), à mon interne d'aujourd'hui, M. Renon et à mes internes de demain, hier déjà mes élèves, à MM. Tournier et Faure-Miller;

A mon fidèle ami et cher collaborateur, le D^r Ch. Eloy qui a bien voulu rédiger quelques-unes de ces leçons et me prêter son précieux concours pour les expériences physiologiques et thérapeutiques [1].

En résumé, ce volume étudie seulement les *maladies par hypertension artérielle* (artério-sclérose, aortites, cardiopathies artérielles, angine de poitrine vraie, etc.). Le dirai-je? Je suis presque confiant dans l'accueil qui lui est réservé. Car, en France, malgré l'orientation étrangère qu'on imprime à notre science, malgré la faveur passagère dont jouit la médecine de laboratoire, malgré cet état d'instabilité thérapeutique où nous jettent des innovations hâtives, sans frein et sans contrôle, il y a encore de bons esprits qui n'ont pas renié la science d'observation, hier encore notre gloire, et notre force demain; il y en a qui, tout en étant de leur temps, s'obstinent à rester de leur pays; il en est qui tout en reconnaissant les services rendus à la clinique par la physiologie, la chimie et la bactériologie, ne veulent pas asservir la clinique à la bactériologie, à la chimie et à la physiologie; il en est enfin qui répètent volontiers et mettent en pratique ces belles paroles de Claude Bernard :

« Il ne faut pas subordonner la pathologie à la physiologie. C'est l'inverse qu'il faut faire. Il faut poser d'abord le problème médical tel qu'il est donné par l'observation de la ma-

[1] Je veux encore adresser mes plus sincères remerciements à l'excellent éditeur, M. Doin, pour les soins qu'il a bien voulu donner à la partie matérielle de cet ouvrage.

ladie, puis chercher à fournir l'explication physiologique. Agir autrement, ce serait s'exposer à perdre le malade de vue et à défigurer la maladie. »

Pour « ne pas perdre de vue le malade et ne pas défigurer la maladie », j'ai appuyé toutes les idées que je viens de résumer, toutes les interprétations physiologiques que j'ai admises, sur plus de 300 faits cliniques et sur près de 130 constatations anatomo-pathologiques. Leur nombre eût pu encore être plus grand, puisqu'une centaine d'observations personnelles restent inédites. Je ne les ai pas utilisées, pensant que la preuve était suffisamment faite.

Ces observations cliniques et anatomo-pathologiques resteront, parce que les théories passent et les faits restent, parce que « les systèmes sont périssables et l'art éternel », parce qu'enfin, suivant le précepte de Baglivi :

In medicina majorem vim facit experientia quam ratio.

Henri HUCHARD.

Paris, 27 juin 1889.

EVREUX, IMPRIMERIE DE CHARLES HÉRISSEY

* 9 7 8 2 3 2 9 1 2 8 4 4 3 *